LETTRE

ADRESSÉE A MESSIEURS LES

MEMBRES DU CONSEIL DE SALUBRITÉ,

au sujet de la

TRANSLATION DES CENDRES

DE L'EMPEREUR NAPOLÉON

ET DE L'EXHUMATION

DES VICTIMES DE JUILLET;

PAR M. GANNAL.

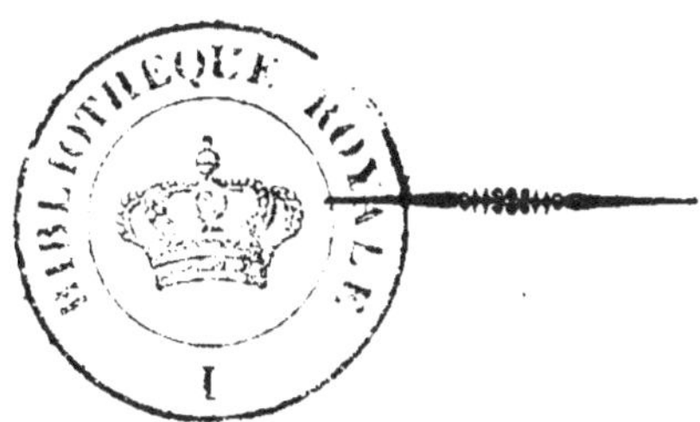

PARIS

TERZUOLO, IMPRIMEUR-LIBRAIRE,
RUE MADAME, 30.

1840.

A MESSIEURS

LES MEMBRES DU CONSEIL
DE SALUBRITÉ.

—

Messieurs,

Lorsqu'en 1838 je publiai mon Histoire des Embaumements, je ne voulais pas, comme beaucoup d'autres auteurs, ajouter un volume aux volumes qui encombrent nos bibliothèques; mais j'avais la prétention d'émettre des idées nouvelles, de doter la science de procédés, jusqu'alors inconnus, pour conserver les matières animales et les cadavres humains.

Cette partie importante de la chimie a fait l'objet constant de mes études; à force de recherches, d'expériences, de travaux, je suis devenu une spécialité, comme on le dit, et personne ne m'a disputé l'honneur d'être le premier, j'oserai presque dire le plus habile, dans ce genre de travail, comme l'est aujourd'hui M. Orfila dans les questions de toxicologie.

Cette haute opinion de mes découvertes, je la proclame avec une sorte d'orgueil, parce que je la dois à vous, Messieurs, qui avez approuvé et encouragé leurs résultats dans deux rapports où brillent un grand savoir et une loyale impartialité. La connaissance de la supériorité de mes procédés sur tous les autres, je la dois à l'Académie de Médecine, à l'Académie des Sciences, qui m'ont assigné le premier rang; je la dois enfin à l'ob-

tention du grand prix Monthion, fondé pour récompen-
ser les découvertes qui assainiraient un art, une profes-
sion ou une industrie.

Fort de votre approbation, Messieurs, de celle d'Il-
lustres savants, rémunéré par l'Institut, au nom d'un
grand philanthrope, mettant chaque jour en usage mes
procédés de conservation, et ayant prouvé publiquement
dans deux grandes circonstances, la conservation des
restes de Monseigneur l'Archevêque de Paris, et celle du
jeune enfant de la morgue, combien est certaine et du-
rable leur application pratique; était-ce présomption de
ma part de croire que lorsque vous seriez appelé à donner votre avis sur la translation de restes humains ou sur
la conservation de matières animales, je serais consulté
par vous, Messieurs, ou du moins, prié de vous donner
d'officieux conseils? Cette pensée n'était-elle pas la conséquence des éloges que vous avez accordés à mes procédés, des résultats heureux que vous leur avez recon-
nus, et de l'appui que vous m'avez donné ?

Ne devais-je pas croire que si, comme corps savant,
vous ne jugiez pas convenable de me consulter, vous au-
riez du moins individuellement la pensée de recourir à
mes avis, ou que, vous épargnant une démarche qui
coûtait à votre amour-propre, vous appliqueriez mes
procédés, puisqu'à vos yeux ils sont préférables à ceux
que l'on connaît? Que, pénétrés de la force de vos lumières, et convaincus des ressources de votre habileté,
vous n'ayez point recouru à moi, je le conçois, Messieurs; le conseil de salubrité de la ville de Paris est
certainement libre de ne prendre conseil que de lui-
même, et il renferme dans son sein quelques hommes
d'un assez haut mérite et d'une capacité assez grande

pour agir d'après ses propres inspirations; mais que, connaissant toute la valeur de mes procédés de conservation, et ayant proclamé leur incontestable efficacité, vous les ayez rejetés pour revenir à des moyens opposés au but que vous vous proposiez; c'est une contradiction d'esprit que je ne conçois pas, et dont la cause est inexplicable; c'est cependant ce que vous avez fait dans deux grandes circonstances, la translation des restes de l'empereur Napoléon, et celle des victimes de juillet.

Lorsque les Chambres eurent décidé que les restes de l'empereur seraient rapportés en France, lorsque l'autorité crut devoir donner aux victimes de juillet une sépulture digne de la nation, vous le dirai-je? j'ai présumé que mes lumières pourraient en cela éclairer vos esprits, et que mon intervention, au moins officieuse, serait réclamée par vous.

Prendre une part dans les soins à donner à la conservation des restes de nos concitoyens morts pour la défense de la liberté, de cet empereur qui a fait refluer des flots de gloire sur notre patrie, c'eût été pour moi, homme libre et ancien militaire, une occasion de montrer avec désintéressement mon patriotisme et ma vénération pour l'empereur.

Je me flattais........ Jusqu'au dernier jour j'espérais..... mais en vain. Les morts de juillet sont sortis des tombes que le peuple leur avait données, l'empereur va se relever plus grand, plus majestueux que jamais; il va quitter le sol aride où l'Angleterre, haineuse alors et repentante aujourd'hui, l'avait incarcéré; et celui que vous avez honoré de vos suffrages n'a été ni appelé, ni même consulté! A Dieu ne plaise que j'attribue cette exclusion à de mauvaises passions. Plein de science, inaccessible à l'envie et à l'injustice, le Conseil de Salubrité ne les connaît pas ; il ne peut être jaloux de mes mérites ; il est incapable de se faire l'instrument de petites rancunes, mais la morgue des corps savants s'est emparée de lui ; il a cru qu'il diminuerait son importance aux yeux du public s'il laissait parvenir dans le huis-clos de ses délibérations un seul rayon de lumière qui ne vînt pas directement de lui, et, cédant à un amour-propre inqualifiable, il a préféré suivre les ornières de la routine, que le chemin de l'expérience ; ou bien le corps entier a été complaisant envers un de ses membres, et s'est jeté dans une fausse route par une camaraderie malheureusement trop fréquente aujourd'hui dans les compagnies savantes. Avant que me vînt cette pensée, qui explique la cause de ma non-participation dans des actes qui me touchent d'une manière toute spéciale, je me suis dit : *Si messieurs les Membres du Conseil de Salubrité n'ont point eu recours à mes procédés, c'est que certainement, depuis la publication de mon travail, quelque nouvel agent de conservation, plus puissant, plus efficace que les miens, leur aura été signalé.* Je me rendis d'autant plus volontiers à cette idée, que jamais je n'eus la prétention d'avoir amené à sa dernière limite la science de la conservation des matières animales.

Il m'importait dès lors de savoir quelle pouvait être cette substance conservatrice. A la veille de faire paraître *la seconde édition de mon Histoire des Embaumements,* j'avais à cœur de ne point laisser mon œuvre au-dessous des progrès de la science. Je me mis en quête ; j'allais de tous côtés aux informations. Quel fut mon étonnement, lorsque j'appris que, sur votre avis, DE LA

CRÉOSOTE (*quatre flacons*) *avait été prise à Choisy-le-Roi* pour l'expédition de Sainte-Hélène, et que cette substance putréfiante avait par vous été recommandée comme agent de conservation. Mon premier mouvement fut de vous rappeler que de l'essai tenté par moi, sur la demande de la commission de l'Académie de Médecine, il est résulté *qu'un cadavre injecté avec de la* CRÉOSOTE *se conserve un peu moins que lorsqu'il est abandonné à lui-même.* Vous le dirai-je, Messieurs, à mon étonnement succéda un sentiment pénible. Se pourrait-il, me disais-je, que le Conseil de Salubrité ait sérieusement cru conserver les restes de l'empereur à l'aide d'un moyen propre à les anéantir? Si vous aviez pour ce grand homme le respect religieux que je lui porte, vous comprendriez, Messieurs, ce que j'ai dû éprouver en apprenant cet acte inouï de votre délibération. J'ai couru chez le général Gourgaud, sûr de trouver dans son cœur les nobles sentiments qui font battre le mien et celui de la France tout entière. Je lui ai donné les moyens de conserver les restes précieux de l'empereur. Ces moyens, que vous connaissiez, que vous m'avez vu employer avec de véritables succès, le général Gourgaud, certain de leur efficacité, les a pris avec empressement, avec reconnaissance. Il a l'honorable mission de donner aux cendres de l'empereur tous les soins de conservation nécessaire; il s'acquittera de ce devoir avec une pieuse loyauté, et la promesse formelle qu'il a faite en est une garantie certaine. Une substance infecte et sans efficacité ne souillera pas les restes de notre empereur; que la France se rassure, elle les aura tels qu'ils sont actuellement.

L'exhumation des victimes de juillet, leur translation sous le monument de la Bastille, une fois arrêtées, je ne doutais point que l'emploi de mon procédé de conservation ne fût jugé indispensable, car l'exhumation devait s'accomplir sous nos yeux, au milieu de la capitale, l'inhumation ne datait que de dix années, les corps avaient été déposés en grand nombre dans des fosses communes, les conditions des milieux étaient totalement différentes, et la nécessité des moyens de conservation beaucoup plus probable. Une fois encore je fus trompé dans mes prévisions ; il me fallut alors reconnaître que je m'étais fait illusion, que l'opinion précédemment émise par vous, *sur l'impossibilité de déterminer à l'avance l'état d'un cadavre à une époque quelconque de l'inhumation, n'était point sérieuse, que vous comptiez bien ne rencontrer que quelques ossements dans les diverses sépultures des victimes de juillet.*

Voyons cependant comment les faits se sont passés, et jusqu'à quel point vos prévisions ont été justifiées :

Il vous a paru prudent, messieurs, avant de procéder à l'ouverture des tombes communes, de tenter une exhumation d'essai ; vous avez en conséquence fait déterrer des corps enfouis depuis *dix ans au cimetière Montmartre.* Vous n'avez trouvé là que quelques ossements parfaitement secs, et vous avez conclu de cette expérience que les sépultures du LOUVRE, du CHAMP-DE-MARS, de la SALPÉTRIÈRE, du MARCHÉ DES INNOCENTS, etc., vous offriraient des débris dans le même état. Ces conclusions étaient-elles justes ? Votre logique, Messieurs, a-t-elle été d'accord avec l'expérience ? Puisque vous n'avez pas cru devoir le publier dans l'intérêt de la science et de l'humanité, je tâcherai de suppléer à votre silence :

Dans les diverses sépultures des victimes de juillet, là où vous ne comptiez retirer que des os, vous avez trouvé des cadavres entiers, en putrilage, et qui répandaient dans l'air une odeur si forte et si infecte que les hommes de service ont à plusieurs reprises été contraints de s'éloigner.

Voilà ce qui s'est passé, Messieurs, en dépit de votre logique, à votre grande surprise.

Comment, en effet, n'auriez-vous pas été surpris d'un tel résultat : *à Montmartre, des ossements ; à la Salpétrière, aux Innocents, au Louvre, des cadavres entiers ; à Montmartre, la simple inhumation ; au Marché des Innocents, l'addition d'une quantité considérable de chaux ! La chaux ne serait-elle plus un dissolvant des matières animales !*

Pourquoi, Messieurs, laisser ainsi planer le doute sur la réalité de nos connaissances en chimie ? Pourquoi ne point dire dans l'intérêt des applications ultérieures ce que vous savez aussi bien et mieux que moi :

La chaux, jetée en masse, appliquée comme elle l'a été en 1830, n'a servi qu'à faire voûte, et à assurer la conservation des cadavres qu'elle devait décomposer. Il n'en reste pas moins démontré que cette substance, délétée par l'eau, et délayée jusqu'à consistance de bouillie, décompose, en les saponifiant, les cadavres sur lesquels elle est versée.

Après cette digression qui m'a paru nécessaire, permettez-moi, Messieurs, de revenir à nos cadavres en putréfaction. Membres du Conseil de Salubrité, vous étiez en présence d'une cause d'insalubrité, et vous deviez l'attaquer à l'instant. Je vous suivais pas à pas, et ayant connaissance de ce qui arrivait, je disposai toutes choses

pour répondre immédiatement à votre appel. Je puis
bien, Messieurs, vous avouer une à une toutes les décep-
tions par lesquelles j'ai passé ; vous savez quels étaient
mes mobiles, vous savez que j'aurais vu dans ma partici-
pation à cette grande cérémonie tout autre chose qu'une
occasion d'exploitation industrielle ; vous savez, tout Paris sait que je ne suis pas un marchand. J'étais donc prêt
à me rendre sur les lieux. Il ne s'agissait plus d'une
éventualité comme à Sainte-Hélène, à deux mille lieues
de nous, mais d'une réalité à Paris, sous nos yeux ; j'étais
sûr que vous ne parleriez pas de recourir à la CRÉO-
SOTE, mon intervention ici ne pouvait plus manquer. —
Elle a manqué pourtant ! —Examinons, Messieurs, quels
moyens vous avez préférés à mes procédés :

1°. Vous vous êtes servis de chlore et d'oxi-chlorites
alcalins ; — vous savez que le chlore décompose les gaz
putrides ; mais vous ne devez pas ignorer qu'il facilite
aussi la décomposition des matières animales humides
avec lesquelles il est mis en contact ; de telle sorte qu'un
cadavre déposé dans un lieu où l'on a dégagé du chlore
entre en putréfaction quatre, cinq, et même huit heures
plutôt que s'il était à l'air libre et pur. Les chlorites alcalins produisent les mêmes résultats par la même cause, à
l'exception de celui de chaux à l'état sec, qui agit par
dessiccation ; cette manière de procéder diffère peu de
celle des industriels qui se proposent de désinfecter les
matières de vidange.

2°. Vous avez prescrit l'emploi de chlorure de sodium
décrépité (sel de cuisine desséché au feu) : ce ne pouvait être que dans le but d'amener la dessiccation des
cadavres. Dans ce cas, l'emploi de l'un de mes procédés
vous eût offert le triple avantage de dessécher plus

promptement, de dépenser beaucoup moins, et de ne point employer pour des hommes, pour des concitoyens, le procédé qu'emploie le charcutier pour dessécher ses préparations.

3°. Enfin vous avez prescrit l'emploi du tan, quoique vous sachiez, Messieurs, qu'il n'empêche ni n'arrête la formation putride, qu'il est positivement sans action sur des masses de chair en putréfaction, qu'il n'agit que sur la gélatine, et que sur cette dernière substance il est encore d'un faible effet, si elle n'a pas été modifiée par l'action d'un acide.

Puisque je n'ai pas craint, Messieurs, de vous dire toute ma pensée dans ces deux circonstances graves (et je devais à mes concitoyens et à moi-même de ne pas me taire), vous me permettrez d'ajouter qu'après l'examen des faits, votre conduite me paraît plus inexplicable encore. Je ne vous accuse pas, Messieurs, je constate des faits, et j'en tire les conséquences que la science elle-même en déduit. Je m'étonne, je m'afflige de voir un corps composé d'hommes pleins de science, faire des actes publics que l'expérience condamne. Intimement lié avec la plupart des Membres du Conseil, je ne pense pas à vous attaquer, Messieurs; je voudrais seulement que vous, qui voyez plus loin que moi en bien des choses, vous me dissiez comment il se peut faire que chacun des membres d'un corps, connaissant la vérité, la proclamant hautement et avec courage, aide, soutienne l'erreur, se livre à la routine ou s'engage dans de mauvaises voies, quand il peut suivre le chemin simple et facile que lui tracent la science, la justice et la raison.

Ne vous récriez point, Messieurs, contre ce que j'avance ici; gardez-vous de dire que c'est pure supposition, vaine hypothèse; car c'est ce qui vous arrive à vous-mêmes; c'est ce qui arrive à beaucoup d'autres, comme le fait suivant va vous en convaincre. Un savant distingué croit et publie, il y a trente ans, que la gélatine est alimentaire. A cette époque, j'étais intéressé à partager cette opinion, puisque, comme fabricant, je pouvais vendre 6 fr. le kilogramme, en le supposant alimentaire, un produit qui ne valait que 2 fr. 50 c. dans la supposition contraire. Je fais des expériences, je trouve à mon grand regret que la colle-forte n'est point alimentaire; je le proclame contre mes intérêts, sans égard à ma position, et aussi sans égard à la position des partisans de la gélatine. Une commission est nommée au sein de l'Académie des Sciences pour l'examen de cette question : cette commission est composée des hommes les plus sérieux, les plus honorables, les plus élevés dans la science et dans l'opinion publique. Plusieurs centaines d'expériences sont faites, un rapporteur est nommé pour porter à la connaissance de l'Académie les résultats obtenus; car ils sont bien constants, ces résultats. Le rapport est attendu depuis plusieurs années, et la gélatine continue d'être administrée dans les hôpitaux. Messieurs, si les résultats obtenus par la commission sont exacts, comme on ne saurait en douter, pourquoi continuer à administrer aux malades une substance nuisible? car il est prouvé que l'usage prolongé de la gélatine TUE LES MALADES, comme il a tué les chiens mis en expérience.

Je crains bien, Messieurs, que vous ne puissiez pas plus que moi trouver le nœud de cette énigme, et que vous ne soyez amené à la simple constatation d'un fait, à savoir : que la moralité et la noblesse de sentiments

dans les individus n'entraîne pas la moralité et la noblesse de sentiments dans le corps composé de ces individus ; que même, chose étrange, l'immoralité et la bas-
sesse peuvent sortir alors d'éléments contraires. Si **vous**
le croyez, dites-le, Messieurs, dût en résulter une dimi-
nution dans la considération dont jouissent les corps savants : la vérité ne peut être trop connue, quoi qu'en
pensent les habiles. — Lorsque je fais tous mes efforts
pour obtenir enfin une solution d'un si haut intérêt ;
lorsque le ministre presse l'Académie de donner **son**
opinion, savez-vous ce que me dit un académicien ?
*Vraiment, Gannal, je ne comprends pas que vous
soyez si pressant dans cette question de la gélatine.
Que vous importe? vous n'avez rien fait, ou bien peu
de chose.* — J'aurais pu facilement répondre au savant
distingué qui faisait ainsi ma part ; car je comprends
qu'il soit moins pressé que moi : *il a fait ses expériences sur des chiens*, ET MOI JE LES AI FAITES SUR MOI-
MÊME ET SUR MES PROPRES ENFANTS. Mais je me suis ab-
stenu, et je suis même prêt à abandonner la part qui m'est
faite, pourvu que la justice ait son cours, pourvu que
les résultats des expériences faites par ordre et aux frais
de l'Académie soient publiés.

Cet exemple, que je tenais à vous citer, aura sans
doute porté dans vos esprits une partie des doutes qui
m'arrêtent, et vous tiendrez, j'en suis sûr, à les éclair-
cir. Vous y êtes intéressés, et par votre position et par
caractère ; en effet, Messieurs, vous n'existez comme
membres du Conseil de Salubrité qu'à la condition de
prévenir les accidents qui peuvent résulter de l'insalubrité. Si, au lieu de les prévenir, vous en êtes la cause,
comme il est arrivé le mois dernier à l'exhumation des

victimes de Juillet, et antérieurement dans l'église Saint-
Paul, pour les victimes de Fieschi, votre existence est
sérieusement menacée ; je dis que vous avez été cause
des accidents, parce qu'ayant mission de les prévenir et
de les empêcher, vous ne l'avez pas fait, et vous le pou-
viez. Il suffisait d'appliquer mes découvertes. Il est à
craindre pour vous, Messieurs, que l'autorité supérieure
ne s'aperçoive qu'elle ferait mieux sans vous ; il est à
craindre qu'elle ne vous suppose gênés par de petites
considérations de corporation, et qu'enfin elle ne se
décide à s'adresser directement, dans les hautes questions de salubrité, aux hommes spéciaux, plus capables
que vous de l'éclairer et de couvrir sa responsabilité.

M. Garnier-du-Bourgneuf, juge d'instruction, et
M. Croissant, substitut du procureur du roi, ont déjà
donné, à l'occasion du jeune enfant assassiné à La Vil-
lette, un exemple qui, je crois, sera contagieux. Ici,
Messieurs, veuillez vous rappeler que depuis plus de
quatre ans j'avais terminé mes essais de conservation à la
Morgue, et je n'avais été chargé d'aucune conservation
judiciaire ; pourtant vous connaissez bien mes résultats.

Je m'abstiendrai, Messieurs, de tirer de ce rappro-
chement les conséquences qui en découlent, car je vois
que je retomberai de ce côté encore dans l'étrange et
l'inexplicable, et vous ne pourriez pas plus que précédemment m'aider ni me guider. Si, au lieu d'être saisis
comme nous le sommes ici de questions toutes pratiques,
nous nous trouvions au point de vue de la théorie, nous
sortirions d'embarras par quelques réflexions bien phi-
losophiques, bien creuses : ne serait-il pas possible, par
exemple, de rejeter tous ces faits qui vous étonnent au-

tant que moi, j'en suis assuré, sur les étranges contradictions de l'esprit humain.

Mais lorsque des questions de vie ou de mort s'agitent, de telles rêveries n'offrent point à la conscience de l'homme de bien un refuge convenable, si, s'affranchissant de la contagion de son époque, et laissant de côté les ménagements, les concessions, le respect pour la position acquise, il aimait la justice et la vérité plus que tout autre chose.

Je vous soumets cette dernière réflexion avec la réserve qui convient à mon jugement et à mes lumières, espérant, Messieurs, que si elle vous paraît fondée, vous voudrez, en ce qui vous concerne, que l'insulte et l'outrage soient épargnés à ce qui est saint et respectable par-dessus tout.

J'ai l'honneur d'être,

Avec le plus profond respect,

Messieurs,

Votre très-humble serviteur,

GANNAL,
Rue des Grands-Augustins, 23.

PARIS. — IMPRIMERIE DE TERZUOLO,
Rue Madame, 30.

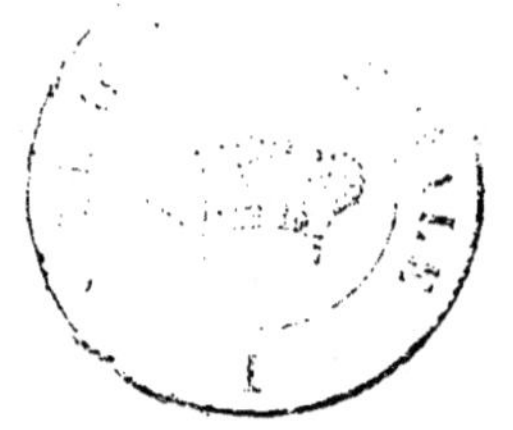